KYSTE ABDOMINAL

SIMULANT UNE

GROSSESSE EXTRA-UTÉRINE,

Par

Le Dr J. BONNET,

Ex-Interne de la Maternité.

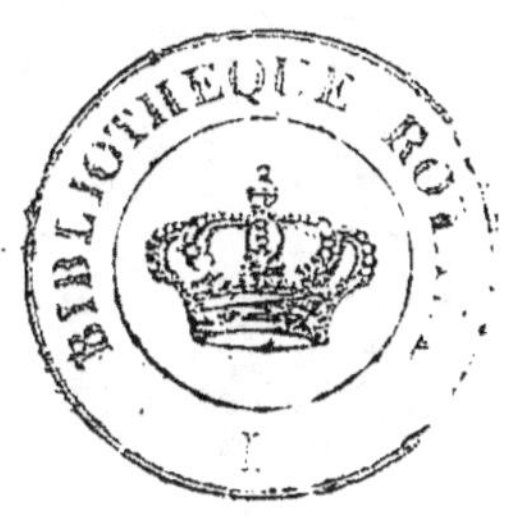

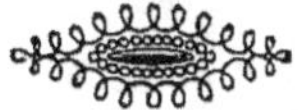

LYON.

CHARLES SAVY JEUNE, LIBRAIRE,

Quai des Célestins, 48.

—

1844.

LA CROIX-ROUSSE. — TH. LÉPAGNEZ, IMPRIMEUR.

KYSTE ABDOMINAL

SIMULANT UNE

GROSSESSE EXTRA-UTÉRINE,

Le sujet de cette observation est la nommée Jeanne Moine, âgée de 41 ans, née à Manton (Savoie), demeurant à Lyon depuis 1822, où elle exerçait la profession de blanchisseuse, d'une constitution bonne, d'un tempérament bilieux-sanguin ; elle était menstruée abondamment depuis l'âge de quinze ans, et n'avait éprouvé de dérangements dans ses règles qu'en 1818, époque à laquelle elle eut la gale. Elle se maria à 18 ans et devint enceinte un an après ; sa grossesse fut heureuse, ne présenta aucun phénomène particulier, l'enfant qu'elle mit au monde était bien conformé. Après ce premier accouchement, elle prit un nourrisson, et pendant qu'elle allaitait elle éprouva divers symptômes qui lui firent penser qu'elle avait un dérangement dans la matrice. Elle ne se montra alors à aucun médecin, mais la maîtresse chez laquelle elle se trouvait étant traitée pour une chute de l'utérus, elle put juger qu'elle aussi était affectée de la même maladie. Elle sentait, dit-elle,

sa matrice descendue, pesante ; elle éprouvait des douleurs très-fréquentes dans les lombes. Ces symptômes
persistèrent après qu'elle eut cessé de nourrir ; les douleurs étaient presque continuelles, devenaient plus violentes toutes les fois qu'elle avait des rapports avec son
mari ; elles ne s'amendèrent que lorsqu'elle cessa com-
plètement de le voir. A part ces dérangements du côté
de l'utérus et une difficulté d'uriner qui en était proba-
blement la conséquence , la santé générale a toujours été
assez bonne.

Cependant son mari dont elle était séparée depuis
plusieurs années, revint la voir il y a environ neuf mois
et habita quelques jours avec elle. Après cette époque ,
elle éprouva de nouvelles douleurs dont le siège était
surtout fixé dans la région iliaque droite. La malade
crut qu'elle devenait enceinte, elle fut confirmée dans sa
pensée , lorsque six semaines après il commença à se
manifester une tumeur dans la région du ventre où elle
continuait à éprouver des douleurs. Il est bon de noter
que quelques jours avant l'apparition de la tumeur, elle
se rappelle avoir reçu d'une autre femme un coup de
de genou dans le ventre, et que depuis cet accident les
souffrances étaient devenues beaucoup plus violentes.
Une fois déclarée, la tumeur abdominale augmenta gra-
duellement de volume, en s'accompagnant toujours de
douleurs et se limitant au côté droit de l'abdomen. La
difficulté d'uriner devint en même temps plus grande ;
du reste les règles continuaient à paraître, les seins
n'avaient été le siège d'aucun symptôme, les digestions
n'étaient pas troublées, il ne se montra en un mot aucun
des autres signes rationnels de la grossesse. Pendant les
premiers mois, elle consulta plusieurs médecins ; les uns

pensèrent qu'elle était enceinte, les autres jugèrent que la tumeur ne tenait pas à un état de grossesse ; elle fit pourtant plusieurs remèdes pour calmer les douleurs violentes qu'elle éprouvait et qui la retinrent au lit pendant cinq mois. Malgré les sangsues et les applications diverses dont elle fit usage, ces douleurs allaient toujours croissant d'intensité et s'étendaient dans le ventre et dans les cuisses. C'est ainsi qu'elle les ressentit par intermittence dans l'épigastre, et qu'elle éprouva fréquemment des crampes dans les membres inférieurs. Enfin elles commencèrent à se calmer d'elles-mêmes à peu près au septième mois, et la malade put reprendre alors ses occupations, quoique la tumeur continuât à faire des progrès. Elles reparurent avec plus d'intensité trois semaines avant notre premier examen, et depuis trois jours elles avaient pris un caractère particulier que nous allons faire connaître, en décrivant l'état dans lequel était la malade à l'époque de son entrée à la Charité, le 25 avril 1842.

Le ventre est volumineux et l'on sent à travers les parois abdominales une tumeur dure, circonscrite, qui occupe exclusivement le côté droit et remonte un peu plus haut que l'ombilic. A gauche le ventre est parfaitement souple. Les douleurs que la malade éprouve sont presque continuelles ; depuis quelques jours elles deviennent plus intenses, à des intervalles de plus en plus rapprochés et simulent les douleurs de l'accouchement, sans être toutefois suivies d'une rémission complète ; les régions lombaires et sacrées sont aussi douloureuses. En pratiquant le toucher vaginal, on a d'abord de la peine à trouver le col de l'utérus, mais avec un peu d'attention on le rencontre en haut et à gauche, refoulé du côté de la cavité cotyloïde et derrière la branche horizontale des pubis. On ne peut l'atteindre qu'en recourbant fortement le doigt vers ce point; on reconnaît alors qu'il est long, dur et qu'il ne présente aucune tuméfaction, aucun commencement de dilatation. En arrière, on sent une tumeur assez dure et rémittente, du volume à peu près d'une tête de fœtus à terme, elle est tapissée par la paroi postérieure du vagin; on ne peut la faire remonter dans l'excavation pelvienne, elle ne présente aucune espèce de ballottement. Le toucher anal constate la présence de cette même tumeur qui comprime le rectum. Elle paraît être le siége de contractions lorsqu'on la touche pendant les douleurs. L'auscultation pratiquée avec soin sur le ventre ne fait entendre aucun bruit de battements du cœur. La main ne sent pas de mouvements à travers les parois abdominales; la femme elle-même dit qu'elle ne sent actuellement rien bouger, mais qu'elle a éprouvé cette sensation les mois précédents. L'état général est assez bon, les menstrues paraissent toujours régulièrement; outre les douleurs on n'observe d'autres phénomènes morbides, qu'une difficulté à uriner.

Les premiers jours on fait prendre de grands bains; sous leur influence il ne se manifeste aucun amendement. Les douleurs persistent toujours aussi fréquentes, aussi intenses, l'état du col ne change pas.

On reconnut un jour en pratiquant le toucher vaginal, que le col utérin reprenait sa position normale, lorsqu'on faisait coucher la malade sur le côté gauche. Depuis lors on lui conseilla de demeurer dans cette situation, et il parut en résulter une amélioration dans les douleurs. Cependant elles sont encore assez vives et ressemblent toujours à des douleurs d'enfantement ; pour les combattre on fait continuer les bains et les opiacés. Du 5 au 9 mai elle a pris chaque jour un grand bain et 1/4 de lavement avec vingt gouttes de laudanum. Pendant ce traitement les douleurs diminuèrent peu à peu, elles avaient presque complétement cessé le 9, et pour la première fois depuis bien longtemps, la malade commença à pouvoir goûter du repos pendant la nuit. On continue la même prescription et l'on ajoute deux potions avec vingt gouttes de laudanum chacune. Le 10 on est obligé de pratiquer le cathétérisme. Le 11 en faisant un mouvement pour s'asseoir sur son lit, il est survenu une douleur subite dans tout le ventre ; en même temps il s'est déclaré des frissons qui peu après ont été suivis de sueurs. Le lendemain la douleur persiste, et l'on observe que le ventre a changé de forme La tumeur qui occupait exclusivement le côté droit s'est étendue à gauche, l'épigastre est aussi plus tendu qu'il ne l'était auparavant. A un travers de doigt au dessus de l'ombilic existe une petite tumeur de la grosseur d'une noix, elle est conique, rénittente. La tumeur vaginale paraît être moins saillante, elle est surtout moins dure. Le pouls est petit, serré, la langue sèche, sale au milieu, un peu rouge sur les bords, la soif est ardente, la face commence à s'altérer, les forces diminuent ; du reste la difficulté d'uriner est moindre ; les douleurs, au dire de la femme, n'ont plus le caractère des douleurs de l'enfantement, elles sont continues.

Le 13, le ventre est un peu tendu et toujours douloureux, surtout à la pression et pendant les mouvements. Leur siége principal étant à l'épigastre, on fait appliquer sur cette région un emplâtre composé avec l'extrait de belladone et la gomme ammoniaque. Le pouls est un peu plus développé qu'hier, la langue est moins sèche, moins rouge, la soif toujours ardente. Il y a eu un peu de sommeil pendant la nuit.

Prescription : — 1/4 de lavement. — Eau sucrée. — Limonade. — 2 potions avec 20 gouttes de laudanum. — Diète.

14. — Même état que la veille. — Les 1/4 de lavement étant difficilement reçus, on les remplace par des 1/8 de lavement contenant toujours 20 gouttes de laudanum chacun. — Vin de Bordeaux. — Deux potions.— Bains.

15. — Les douleurs sont moins vives, le sommeil plus long, mais tourmenté par des rêves pénibles. — Café. — Lait sucré. — 2 1/8 de lavement.

16. — Aux symptômes précédents il s'est joint des vomissements ; la malade rejette tout ce qu'elle prend. — 2 1/8 de lavement. — Bains. — Deux potions de Rivière avec un grain d'opium.

Dans la soirée la douleur abdominale devient beaucoup plus vive.

17. — Les souffrances paraissent être très-intenses mais le ventre est moins tendu que les jours précédents. Il y a eu depuis hier des vomissements et des selles verdâtres. La sécheresse et la rougeur de la langue ont reparu.

4 1/8 de lavement. — Cataplasme. — Limonade. — Deux potions de Rivière. — Liniment opiacé. — Bains.

18, 19, 20. — La faiblesse augmente pendant tous ces jours. La face s'altère de plus en plus, les traits s'effilent, les yeux se cavent, s'entourent d'un cercle noirâtre ; le pouls devient presque insensible, les extrémités

se refroidissent. Les vomissements sont très-fréquents ,
ils se composent d'un liquide séreux verdi par de la bile.
On ne donne plus que deux lavements par jour. — On
prescrit le vin de Bordeaux. — On continue 2 potions
de Rivière. — Cataplasmes. — Limonade.— Bains. —
On ajoute des frictions sur l'abdomen avec l'onguent
napolitain.

Mort le 21 à midi , après avoir eu des selles et des
vomissements très-abondants.

AUTOPSIE LE LENDEMAIN A 9 HEURES DU MATIN.

Avant d'inciser les parois de l'abdomen, on constate
que l'état où était la tumeur vaginale pendant les der-
niers jours de la vie n'a pas changé. Le ventre présente
aussi le même aspect. La cavité abdominale ouverte, on
trouve un kyste volumineux occupant toute la cavité de
l'hypochondre droit , et plongeant dans l'excavation
pelvienne pour pousser au devant d'elle la paroi postérieure du vagin, et former la tumeur que le toucher
vaginal faisait sentir. Il a la forme d'un ovoïde assez
régulier, dont la grosse extrémité est tournée en haut ;
son grand diamètre a 32 centimètres de longueur, le
diamètre transverse pris à la partie supérieure est de 16
centimètres. La matière qu'il contient est un liquide pu-
rulent, d'une couleur jaune citron. Les parois ont environ deux lignes d'épaisseur, elles sont formées par un
tissu fibreux excessivement résistant, et tapissées à leur
surface interne par une pseudo-membrane tomenteuse
qui présente de petites ulcérations sur un grand nombre
de points. Une d'elles, située en dedans et à la partie
moyenne de la tumeur, est plus large que les autres, elle

a envahi toute l'épaisseur des parois et livré passage au
pus qui, en sortant du kyste, s'est trouvé retenu dans
une nouvelle petite cavité formée par plusieurs circon-
volutions intestinales adhérentes entre elles.

Sur toute la surface externe du kyste, on trouve des
fausses membranes qui l'unissent aux intestins. Dans le
bassin, il n'est que faiblement adhérent aux parties avec
lesquelles il est en contact. Le ligament large du côté
droit est épaissi et dénaturé au point qu'on ne peut
retrouver les deux feuillets dont il se compose à l'état
normal ; il s'étend au devant du kyste et se confond avec
ses parois.

Fausses membranes molles jaunâtres, à la surface de
la presque totalité du péritoine. Adhérences d'un grand
nombre d'anses intestinales.

La matrice ne présente rien d'anormal, si ce n'est une
déviation de son corps et de son col à gauche, son
volume est normal. La cavité utérine, les trompes n'of-
frent rien de particulier ; l'ovaire droit est moins gros
que l'ovaire gauche.

Le canal intestinal ne présente aucune trace d'in-
flammation ; la membrane muqueuse de l'estomac est
un peu tuméfiée et gorgée de sang.

Je ne sais, Messieurs, si la lecture de cette observation aura justifié dans votre esprit le titre sous lequel
j'ai cru devoir la rédiger. Le cas remarquable dont je
viens de vous rapporter l'histoire simulait-il une grossesse extra-utérine ? Etait-il permis, comme je le pense,
à un médecin habile de s'en laisser imposer ? C'est ce
que je me propose d'examiner aussi brièvement que cela
me sera possible, laissant de côté toutes les circonstan-
ces étrangères au diagnostic, quoiqu'elles puissent don-
ner lieu à d'intéressantes réflexions.

Au commencement de la maladie, lorsque la tumeur était à peine sensible à travers les parois abdominales et que tous les symptômes se bornaient à des douleurs dans la fosse iliaque droite, des médecins consultés crurent à une grossesse. N'ayant point observé la malade dans le principe, nous ne pouvons discuter le diagnostic qui fut porté à cette époque, mais nous concevons facilement l'erreur qui fut commise, en songeant combien sont obscurs et souvent trompeurs les signes du début de la grossesse. On s'explique moins aisément comment on a pu conserver l'idée d'un état de gestation, lorsque la tumeur eut acquis son maximum de développement. Un médecin qui visita la malade quelque temps avant son entrée à la Charité, pensa à une grossesse intra-utérine avec oblitération du col. La forme irrégulière du ventre ne devait-elle pas suffire pour éloigner ce jugement, qu'un toucher plus attentif eut d'ailleurs empêché de faire naître. Dès la première fois que l'on examina la malade à la Charité, on trouva le col utérin dévié en avant et à gauche au niveau de la branche horizontale des pubis ; mais on ne songea point à mettre en doute l'existence d'un fœtus , on diagnostiqua une grossesse intra-utérine avec obliquité considérable de la matrice.

Le déplacement de l'utérus paraissait la cause du développement anormal du ventre. Quelques-uns des symptômes éprouvés antérieurement étaient de nature à motiver ce diagnostic ; depuis longtemps la malade se plaignait d'un dérangement de la matrice, qui pouvait bien n'être autre chose qu'un changement de position de cet organe. N'était-ce pas à 9 mois que remontait l'origine de la tumeur, et cette époque ne correspondait-

elle pas à une cohabitation de la femme avec son mari ?
Il est vrai qu'aucun changement ne s'était manifesté
dans les seins, que l'on n'avait pas observé les dérangements qui accompagnent ordinairement les grossesses à
son début ; que les menstrues enfin avaient continué à
paraître régulièrement tous les mois. Mais les cas de
grossesse avec absence complète de tous ces signes ne
sont pas sans exemple pour qu'il me fut permis de penser que l'on avait affaire à une exception de ce genre. Ce
qui induisit surtout en erreur, ce furent les mouvements
que la femme disait avoir sentis les mois précédents,
l'intermittence des douleurs qu'elle comparait à celles de
l'enfantement, et son récit était de quelque autorité,
puisqu'elle avait pour elle l'expérience d'un accouchement antérieur. Bien plus, la tumeur vaginale dont
nous avons parlé et qui existait dans le cul-de-sac recto-
vaginal, fut prise à cause de son volume et de sa dureté
pour une tête de fœtus, et l'on crut y sentir des contractions pendant les douleurs les plus intenses. On
ne pouvait alors tenir compte de l'absence du ballottement, parce qu'on conçoit facilement qu'il ait pu
manquer, la tête étant aussi profondément engagée dans
l'excavation pelvienne qu'elle semblait l'être. On était si
loin alors de soupçonner autre chose qu'une grossesse,
qu'on négligea de pratiquer l'auscultation ; ce ne fut que
plus tard que l'on rechercha les bruits du cœur du fœtus.
Cependant les douleurs continuaient à se montrer de
plus en plus vives, et l'on n'observait aucun changement dans les parties. Le col demeurait toujours long ,
dur et ne s'entr'ouvrait pas ; l'obliquité excessive de la
matrice pouvait être la cause de ce phénomène ; mais
lorsqu'on eut placé la femme sur le côté gauche , posi-

tion qui ramenait la matrice dans sa direction normale ,
comme il n'en résulta alors aucune modification dans la
dureté du col ni dans l'état de son orifice , malgré la
continuation des douleurs, on ne cessa de penser à
l'existence d'un fœtus, puisqu'on croyait en sentir la
tête et que la malade disait en avoir perçu les mouvements, mais on émit pour la première fois l'idée d'une
grossesse extra-utérine. On examina alors plus attenti-
vement la femme, on revint avec plus de soin sur la
marche des symptômes qu'elle avait présentés, et tout
parut confirmer de plus en plus le nouveau diagnostic.
On se rendait compte des douleurs si vives éprouvées
depuis 9 mois, on comprenait mieux pourquoi le ventre
avait une forme irrégulière; la continuation des règles,
l'absence des phénomènes du côté des seins n'étaient plus
des anomalies, puisqu'on les observe fréquemment dans
la grossesse extra-utérine. Enfin la déviation du col, la
présence d'une tumeur dans le cul-de-sac recto-vaginal
s'accordaient parfaitement avec l'existence d'un fœtus en
dehors de la cavité de la matrice. L'absence des bruits
du cœur que l'on constata alors ne fit pas revenir de
cette idée; on pensa seulement que le fœtus était mort,
et cette circonstance servit de guide pour la conduite
que l'on avait à tenir. Jusqu'à cette époque on s'était
contenté de faire prendre des bains dans l'espoir de
ramollir les parties, de favoriser la dilatation du col,
mais cette indication n'existait plus, du moment qu'on
soupçonna une grossesse extra-utérine. — Au lieu de
faire courir à la femme les dangers d'une opération qu'on
aurait pu tenter si on avait eu à sauver la vie d'un enfant, on crut dans l'intérêt de la mère qu'il valait mieux
s'en abstenir, sans toutefois abandonner entièrement

la marche des choses à la nature. On jugea à propos de combattre par les opiacés les douleurs qui fesaient craindre la rupture du kyste et ses conséquences presque inévitablement mortelles. Il en résulta un amendement notable qui pendant quelques jours fit espérer que la malade serait sauvée par une de ces terminaisons heureuses dans lesquelles le fœtus est chassé par lambeaux à travers une ulcération perforante du kyste. Les douleurs si vives éprouvées le 12 en même temps que le changement survenu dans la forme du ventre, firent penser qu'on touchait à ce dénouement ; le 16, lorsque les douleurs augmentèrent, que les symptômes de péritonite s'y joignirent, les vomissements si abondants, la matière séro-glaireuse firent croire à une communication du kyste avec l'estomac ; mais la femme s'affaiblissait de jour en jour, bientôt il devint évident qu'elle ne résisterait pas au travail sur l'accomplissement duquel on avait fondé l'espoir de sa guérison. L'autopsie vint enfin éclairer sur la nature de la maladie et démontrer qu'on avait constamment été dans l'erreur sur le diagnostic. Quelques mots encore pour établir combien il était difficile de ne pas se méprendre.

Si l'on consulte les auteurs qui ont décrit les signes de la grossesse extra-utérine, on retrouve tous les symptômes qui ont été observés chez notre malade, et quelquefois même ces symptômes existent avec moins d'évidence que ceux qu'elle nous a présentés. D'un autre côté, il n'y a rien dans tout ce qui a été noté à l'observation qui ne puisse à la rigueur être rattaché à une véritable grossesse extra-utérine. Je craindrais d'être trop long en développant ce parallèle avec détails ; je me bornerai aux considérations suivantes. D'après M. Velpeau, le col utérin est mou et un peu dilaté dans les grossesses extra-utérines ; l'absence de ces caractères chez le sujet de notre observation devait-il éclairer sur la nature de son affection ? A cela on pourrait répondre que le signe donné par M. Velpeau est loin d'être aussi constant que le prétend cet auteur. On a quelquefois rencontré, dit J. Hatin, page 81, le museau de tanche entr'ouvert et ses lèvres ramollies, mais le plus souvent le col n'a éprouvé aucun changement, il est aussi long, aussi dur, aussi épais que dans l'état de vacuité. — La tuméfaction de la matrice ne manque pas moins souvent dans la grossesse extra-utérine ; du reste, dans ce cas-ci il était impossible de juger de l'état de l'utérus ; la fixité dans laquelle le maintenait la tumeur, la difficulté qu'on avait à atteindre le col, empêchait au doigt de soulever cet organe pour en apprécier le volume et la pesanteur.

Il me resterait encore pour justifier scientifiquement le diagnostic qui a été porté, à expliquer mieux que je ne l'ai fait comment la tumeur recto-vaginale a pu être prise pour la tête d'un fœtus qui n'existait pas; comment enfin on a cru percevoir des contractions dans cette tumeur. Je ne puis mieux faire sentir combien le toucher vaginal était de nature à en imposer, qu'en rappelant l'habileté et l'expérience du praticien, qui lui-même a pu commettre une méprise.